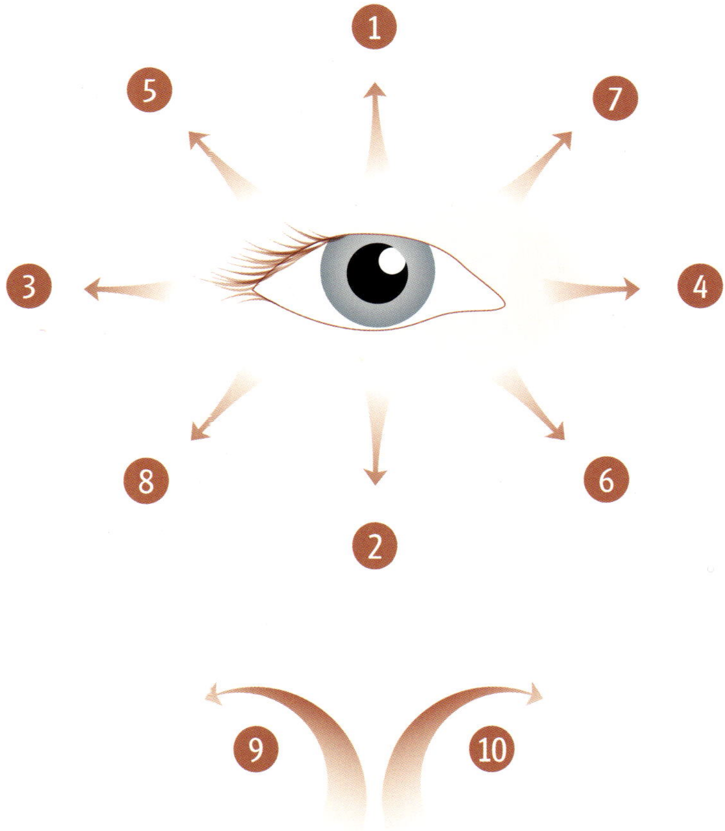
1
5
7
3
4
8
6
2
9
10

10

ÜBUNG 10
OFFENER BLICK

So geht's:

Nehmen Sie die Kopfhaltung von Übung 1 ein. Öffnen Sie Ihre Augen weit und blicken Sie nach oben, unten, links, rechts usw. Anschließend lassen Sie die Augen nacheinander in beide Richtungen kreisen.

Die Augen stehen in unmittelbarer Verbindung zu unseren Drüsen und zu unseren Organen im Kopf. Je nach Augenstellung werden die Organe, die Drüsen und Ihre Gehirntätigkeit des Konstruierens, des Erinnerns, des Hörens und des Empfindens aktiviert.

Vorstellung: Sie sehen auf eine sehr große Uhr.
Affirmation: Meine Augen sind groß und klar!

Diese Übung hilft...

Augenmuskulatur und Sehkraft zu stärken, die Augen nach anstrengenden Arbeiten am Computer zu entspannen.

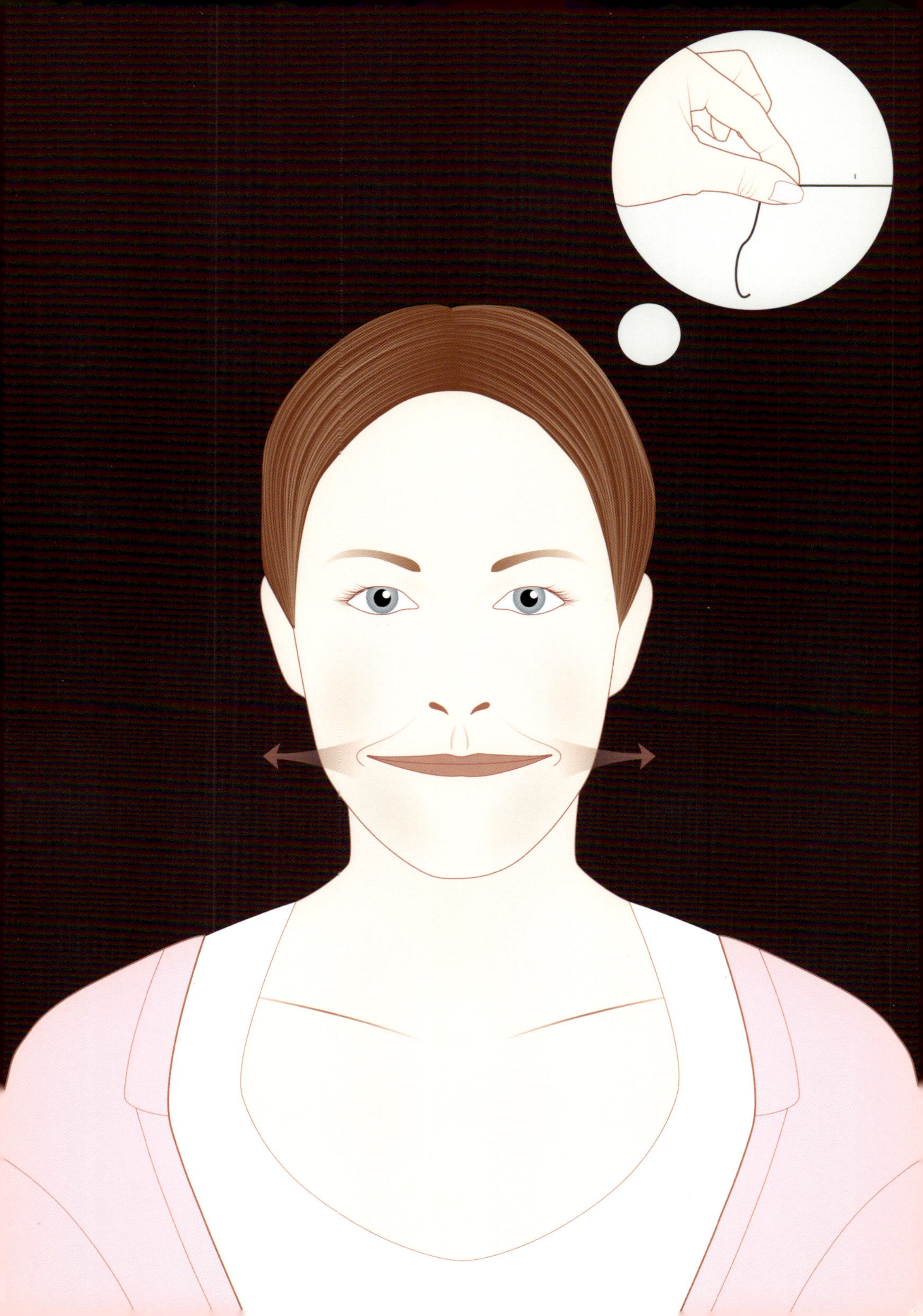

8

ÜBUNG 8

WANGENSTRAFFUNG SEITLICH

So geht's:

Lächeln Sie breit mit geschlossenem Mund. Schieben Sie die Mundwinkel nach außen, um so Druck auf die seitlichen Backen auszuüben.

Vorstellung: Ihr Mund wird mit Fäden immer weiter nach außen gezogen.

Affirmation: Meine Wangen nehmen Fülle an und glätten sich!

Diese Übung hilft...

hohle Wangen aufzufüllen, unerwünschte Schatten auszugleichen, die Halspartie zu heben und zu straffen.

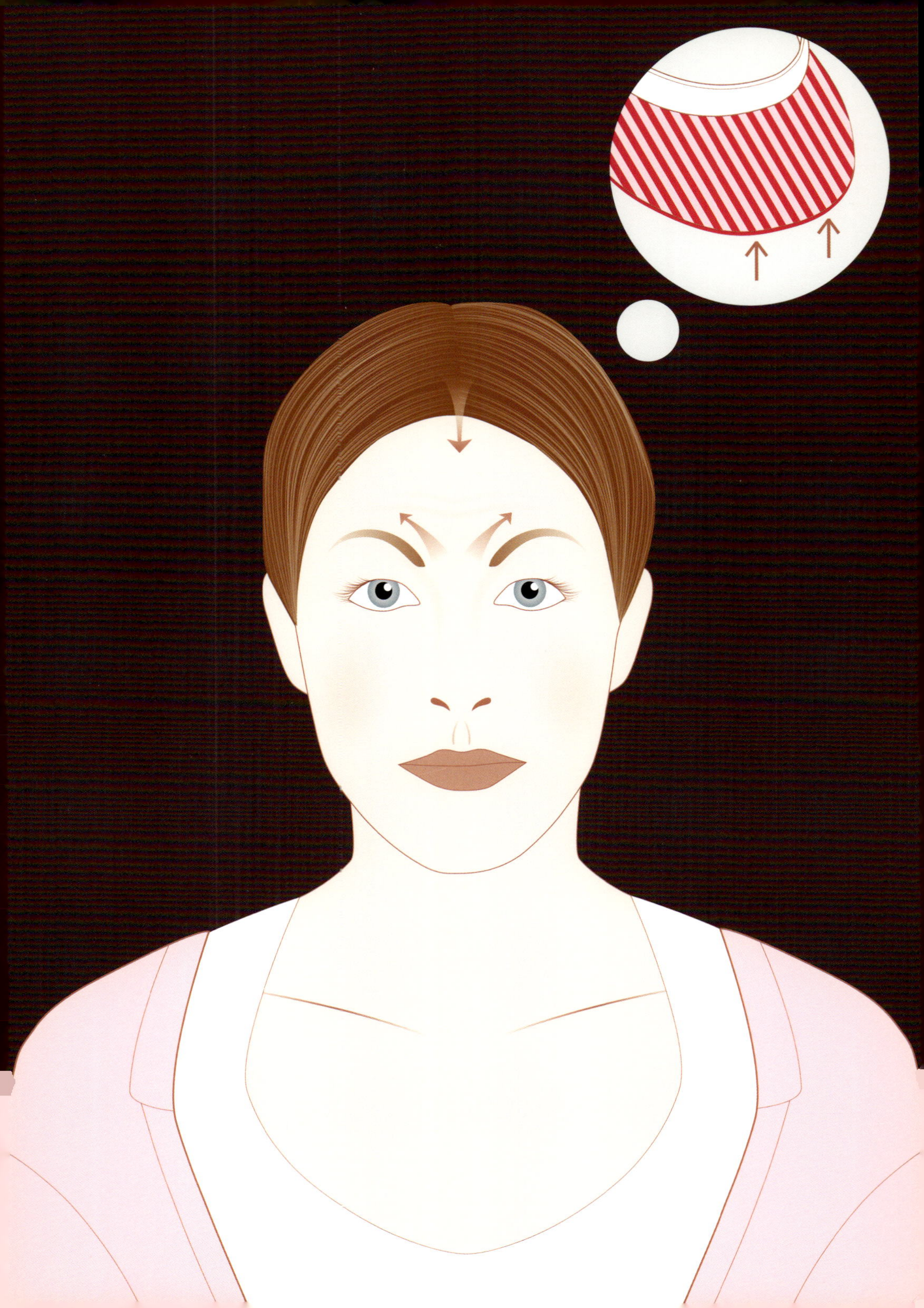

9

ÜBUNG 9

STIRNSTRAFFUNG

So geht's:

Ziehen Sie die Augenbrauen so stark nach oben und in die Breite, dass sich die gesamte Kopfhaut von der Stirn bis zum Nacken mitbewegt.

Für den Übungserfolg sollten Sie auch im Alltag auf eine entspannte Stirnpartie achten. Überprüfen Sie, ob Sie richtig sehen, denn diese Falte bildet sich gerne bei Sehproblemen.

Vorstellung: Sie schielen nach oben an das Schild Ihres Sonnencaps.
Affirmation: Meine Stirn ist glatt, meine Haare wachsen dicht!

Diese Übung hilft...

senkrechte Stirnfalten zu straffen.

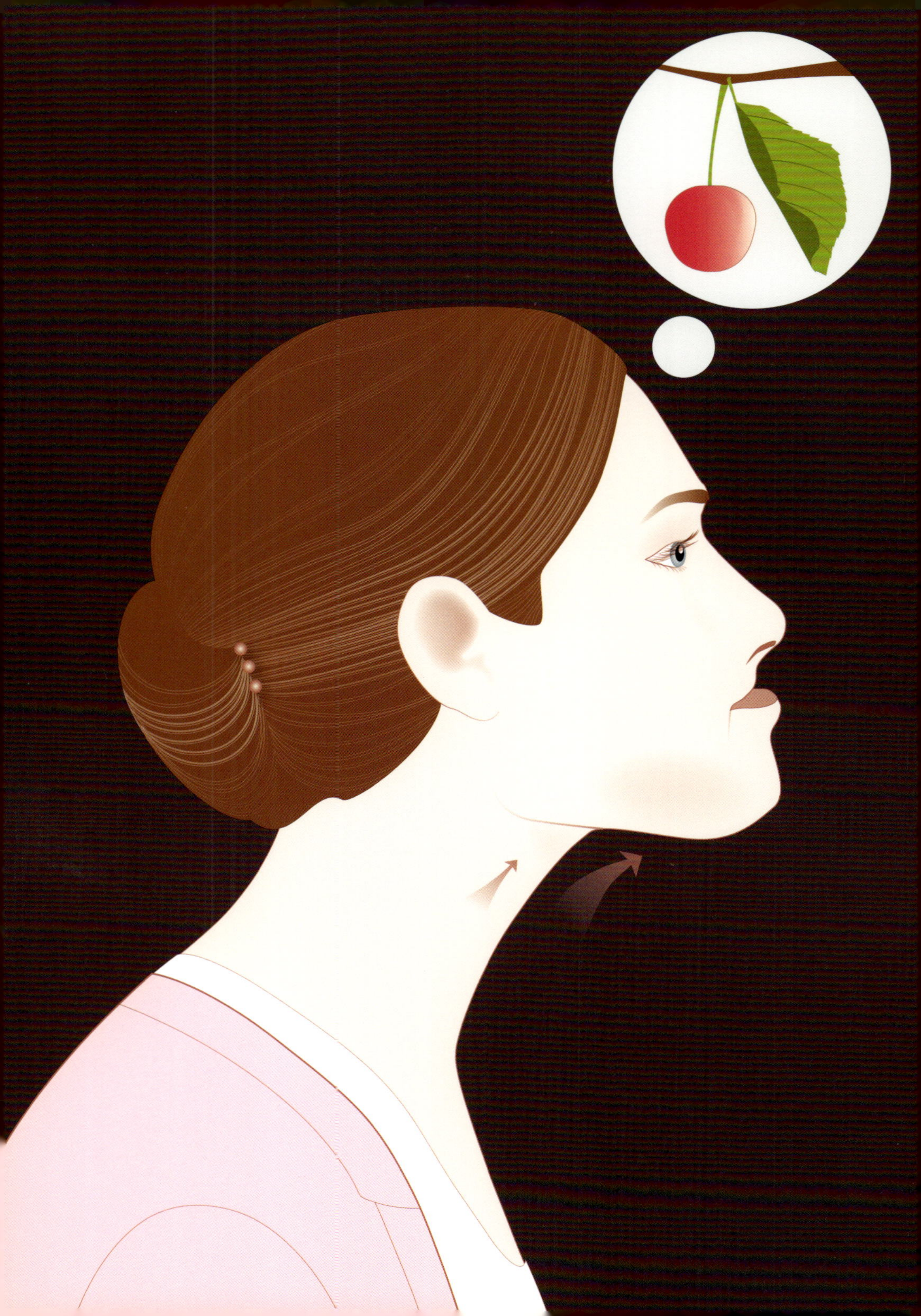

7

ÜBUNG 7

HALSSTRAFFUNG

So geht's:

Legen Sie den Kopf in den Nacken und schieben Sie die Unterlippe über die Oberlippe. Die Spannung sollte zwischen Kinn und oberem Halsbereich zu fühlen sein. Halten Sie die Spannung, während Sie den Kopf nach rechts und links drehen.

Die Kopfdrehung ist bei seitlich hängenden Wangen sehr wichtig.

Vorstellung: Sie pflücken eine Kirsche mit dem Mund vom Baum.
Affirmation: Mein Hals ist glatt, straff und schön!

Diese Übung hilft...

Falten um den gesamten Hals zu bessern, die seitlichen, hängenden Wangenpartien zu straffen. Sie gibt eine jugendliche Kopfhaltung zurück.

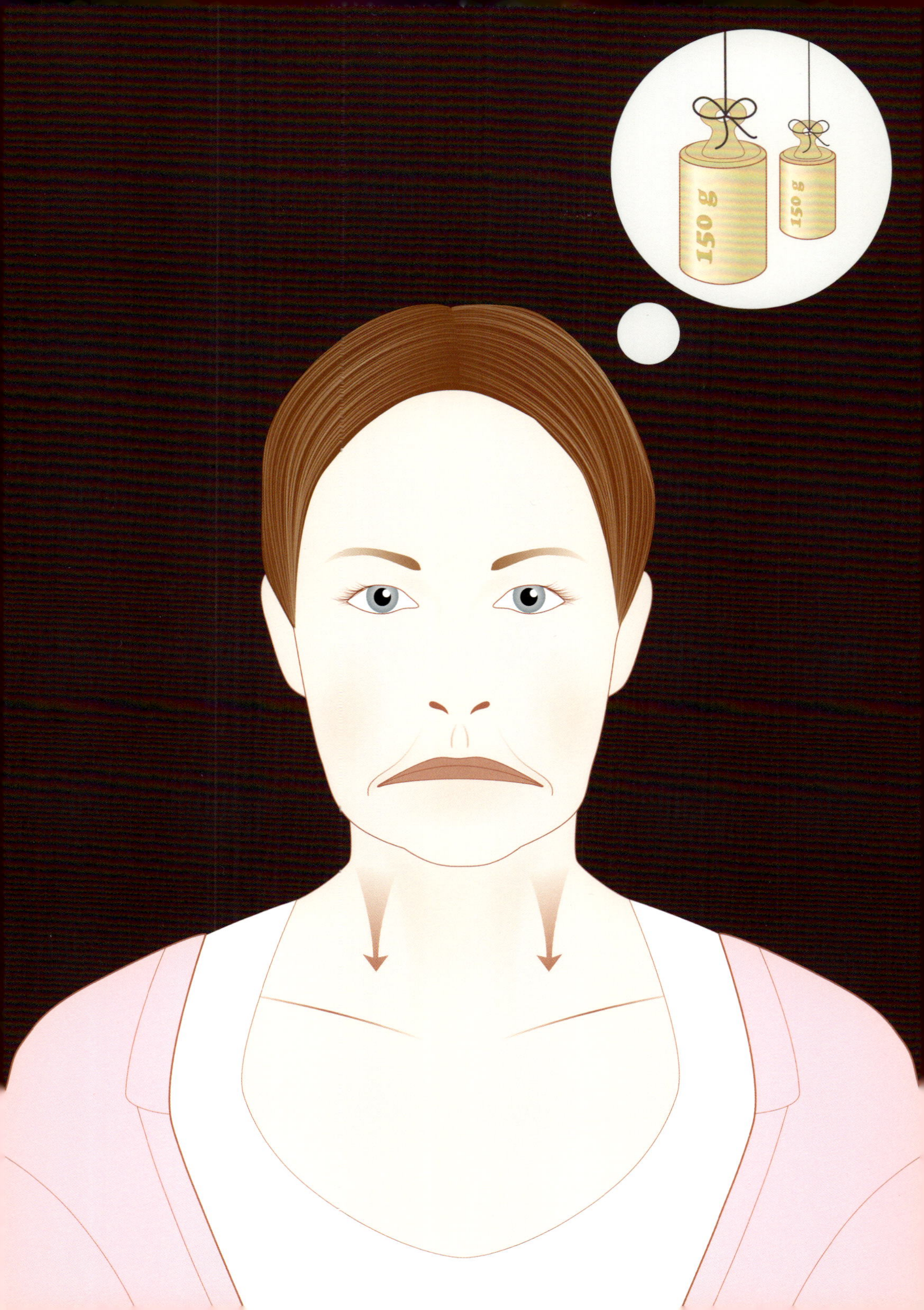
150 g
150 g

ÜBUNG 6
KINNSTRAFFUNG

So geht's:

Schieben Sie das Kinn weit nach vorne und legen Sie die Unterlippe über die Oberlippe. Lippen nach unten ziehen und dabei einen Zug unter dem Kinn aufbauen.

Dieser Teil des Gesichtes braucht einige Zeit, bis er sich wieder aufgefüllt hat und bis sich ein Doppelkinn zurückbildet. Bei starken Falten in dieser Partie nicht aufgeben.

Vorstellung: An Ihren Mundwinkeln sind Gewichte befestigt.
Affirmation: Mein Kinn ist straff und energisch!

Diese Übung hilft...

die seitlichen, hängenden Wangenpartien zu straffen, ein Doppelkinn zurückzubilden, den Hals unter dem Kinn zu straffen.

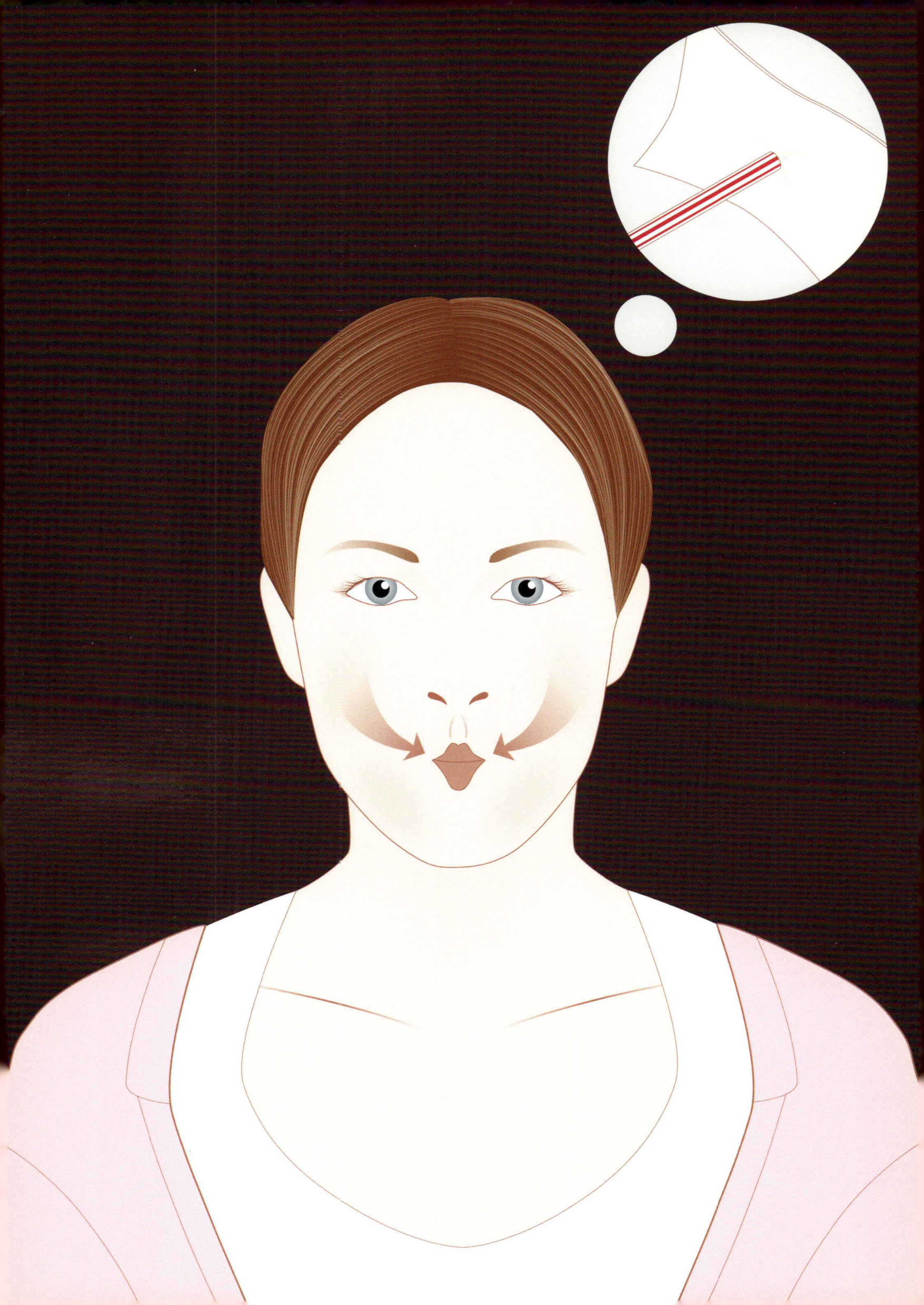

5

ÜBUNG 5

GESICHTSUMRISS-FORMUNG

So geht's:

Spitzen Sie die Lippen und ziehen Sie sie zum Kussmund zusammen. Immer stärker zusammenpressen, sodass der Mund immer kleiner wird.

a) Zähne öffnen und die Wangen tiefer hineinziehen.
b) Zähne leicht öffnen und die Wangen nur neben dem Mund nach innen ziehen.

Bei richtiger Ausführung spüren Sie Ihre Wangen wie kleine Äpfel.

Vorstellung: Sie saugen Papier durch einen Strohhalm an.
Affirmation: Die Umrisse meines Gesichtes formen sich!

Diese Übung hilft...

hängende Wangen zu festigen, den Übergang zwischen Gesicht und Hals zu formen. Sie lässt die Wonnebäckchen besser in Erscheinung treten und verjüngt das Gesicht.

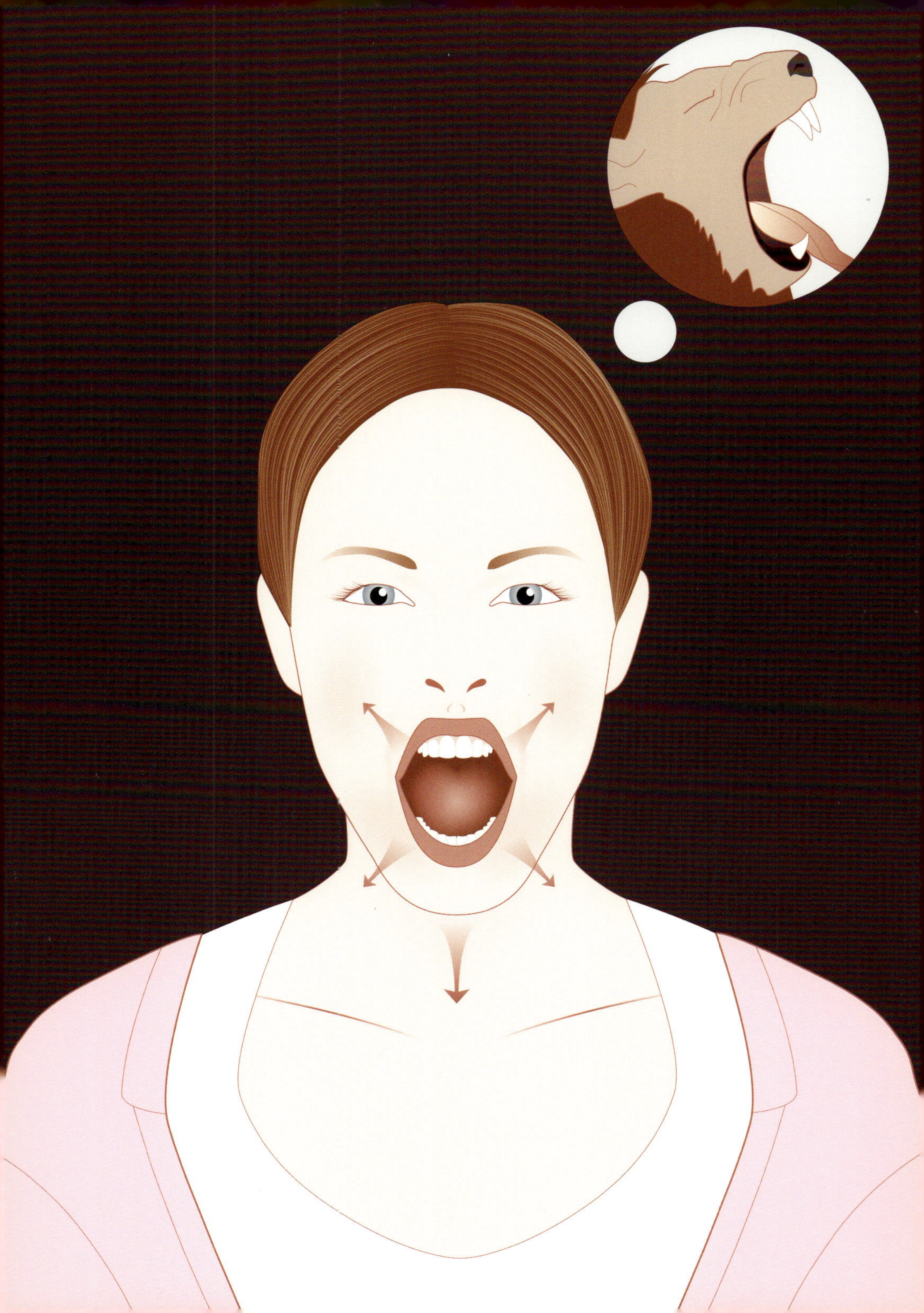

4

ÜBUNG 4

WANGENSTRAFFUNG HINTEN

So geht's:

Öffnen Sie den Mund sehr weit und ziehen Sie den Kiefer im hinteren Bereich nach unten.

Zusätzlich können Sie auch die Zunge heraushängen lassen und sie immer weiter nach unten ziehen.

Vorstellung: Sie gähnen weit und brüllen wie ein Löwe.
Affirmation: Mein Hals und meine Wangen sind gestärkt!

Diese Übung hilft...

Löcher in den Wangen auszufüllen, den rückwärtigen Teil der Wangen zu festigen, die Muskulatur um die Schläfen zu kräftigen.

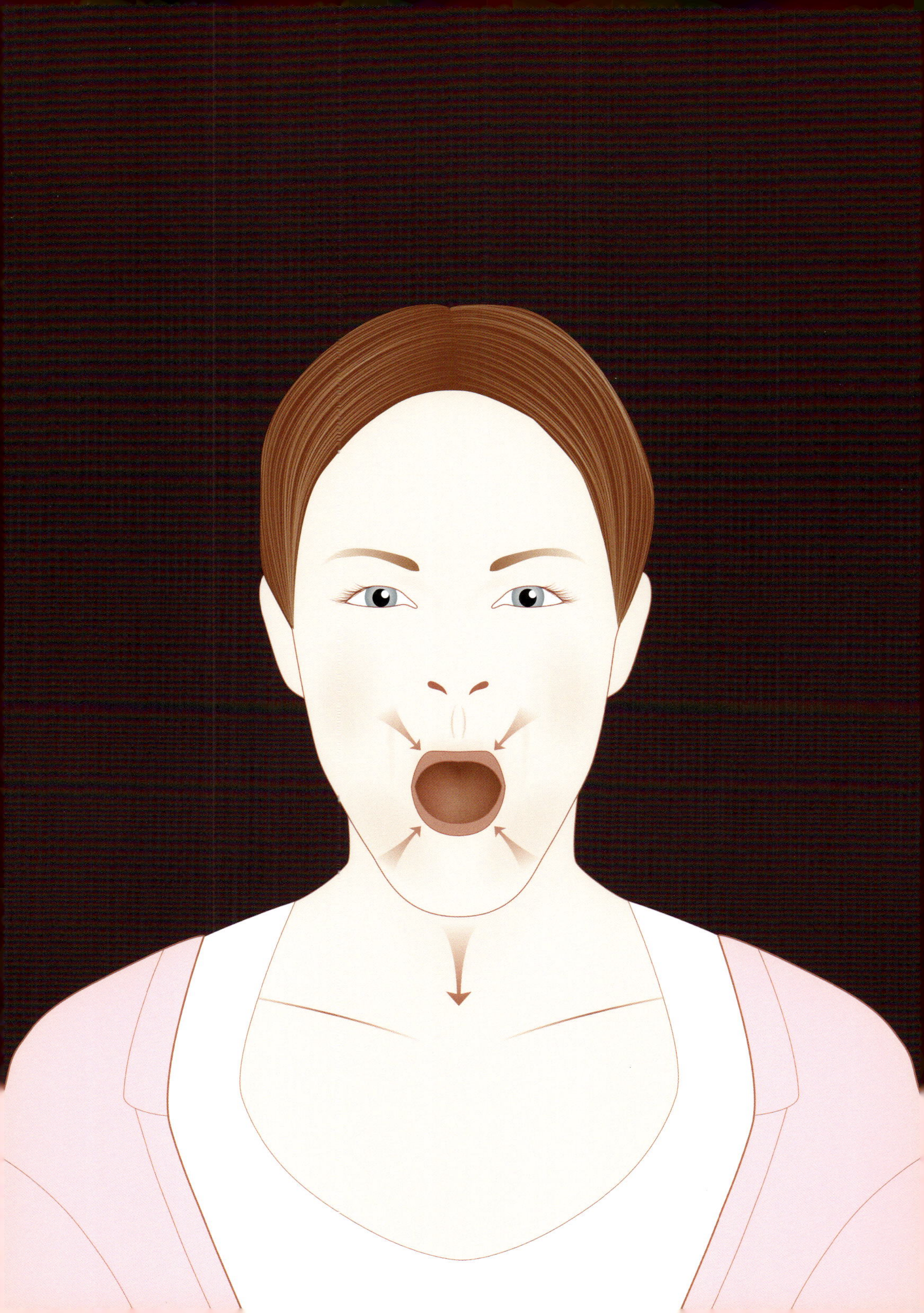

4

ÜBUNG 4 . VARIATION

LIPPENSTRAFFUNG

So geht's:

Öffnen Sie den Mund ganz weit (wie in Übung 4). Ziehen Sie die Lippen nach innen, ohne den Mund dabei zu schließen. Abwechselnd Mund öffnen und Lippen wieder nach innen ziehen.

Bei richtiger Ausführung bemerken Sie ein leichtes Brennen in den Lippen.

Affirmation: Meine Lippen sind jugendlich prall und ausdrucksstark!

Diese Übung hilft...

die Lippenfülle aufzubauen, die Mundwinkel zu straffen, senkrechte Mundfalten zu bekämpfen.

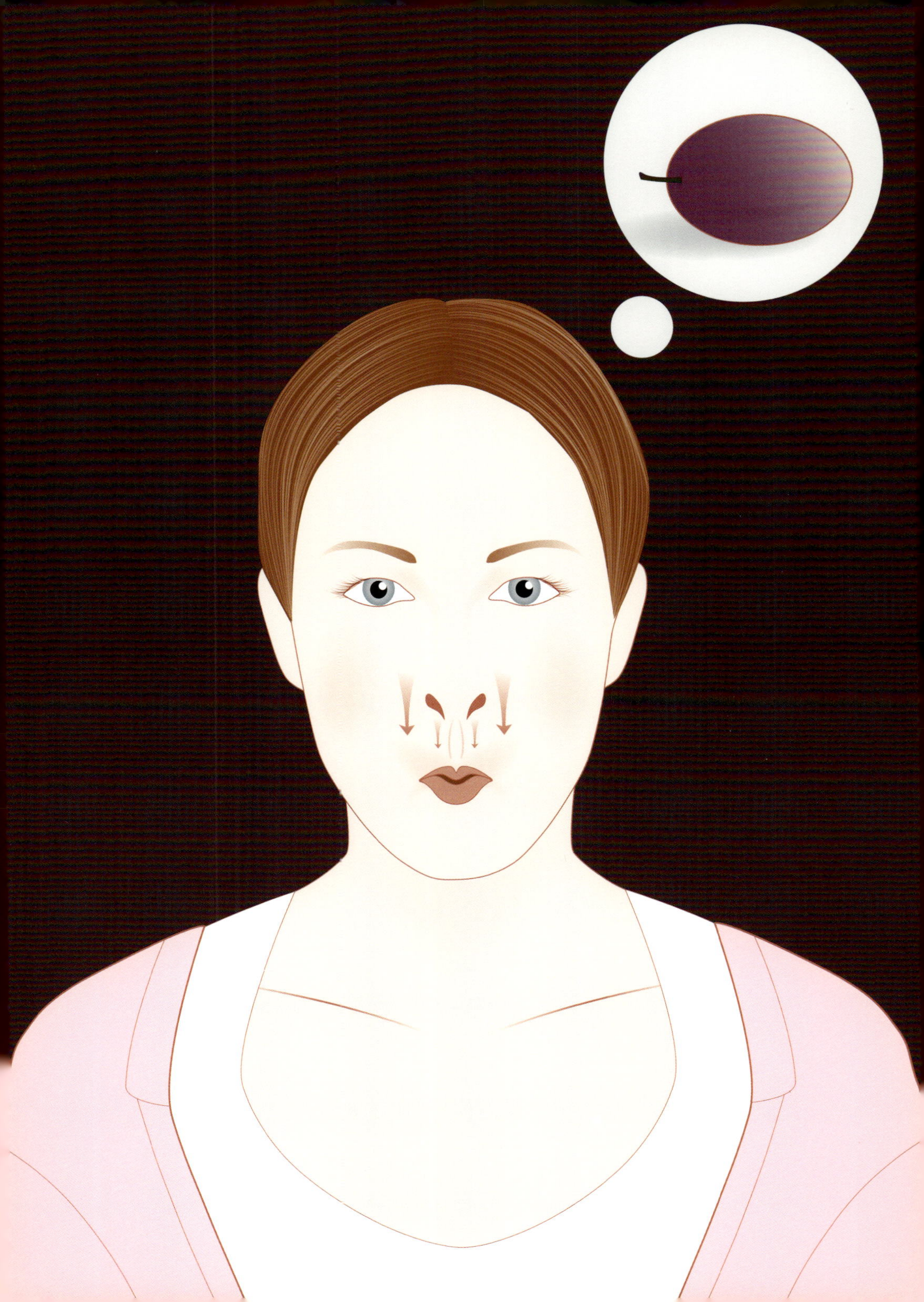

2

ÜBUNG 2

GESICHTSSTRAFFUNG

So geht's:

Öffnen Sie den Mund o-förmig. Ziehen Sie die Lippen über die Zähne, ohne den Mund zu schließen. Ziehen Sie die Lippen immer stärker nach innen.

Schonungsspannung bei jeglichem Hantieren mit dem Gesicht: Waschen, Abtrocknen, Eincremen, Schminken, Massieren. Nach richtig ausgeführter Übung fühlen Sie ein Prickeln in der Nasenspitze.

Vorstellung: Sie halten eine Pflaume in Ihrem Mund mit den Lippen so fest, dass niemand sie herausziehen kann.
Affirmation: Mein Gesicht ist schön geformt!

Diese Übung hilft...

den Mund in Form zu halten, die Nasenspitze zu durchbluten, senkrechte Falten auf der Oberlippe zu bekämpfen, die Mundwinkel zu heben, die Nasenmundfalte zu verbessern.

1

ÜBUNG 1
DIE RICHTIGE HALTUNG

So geht's:

Entspannen Sie Ihr Gesicht. Verlängern Sie die Wirbelsäule im Nackenbereich, ohne das Kinn nach oben zu kippen. Drücken Sie die Schultern dabei leicht nach unten.

Diese Position sollte bei der Ausführung aller Übungen als Grundhaltung angewandt werden.

Vorstellung: Sie tragen ein großes Pfauenrad in Ihrem Nacken.
Affirmation: Ich fühle mich sehr schön und öffne mich meiner Umwelt!

Diese Übung hilft...

das Selbstwertgefühl aufzubauen.

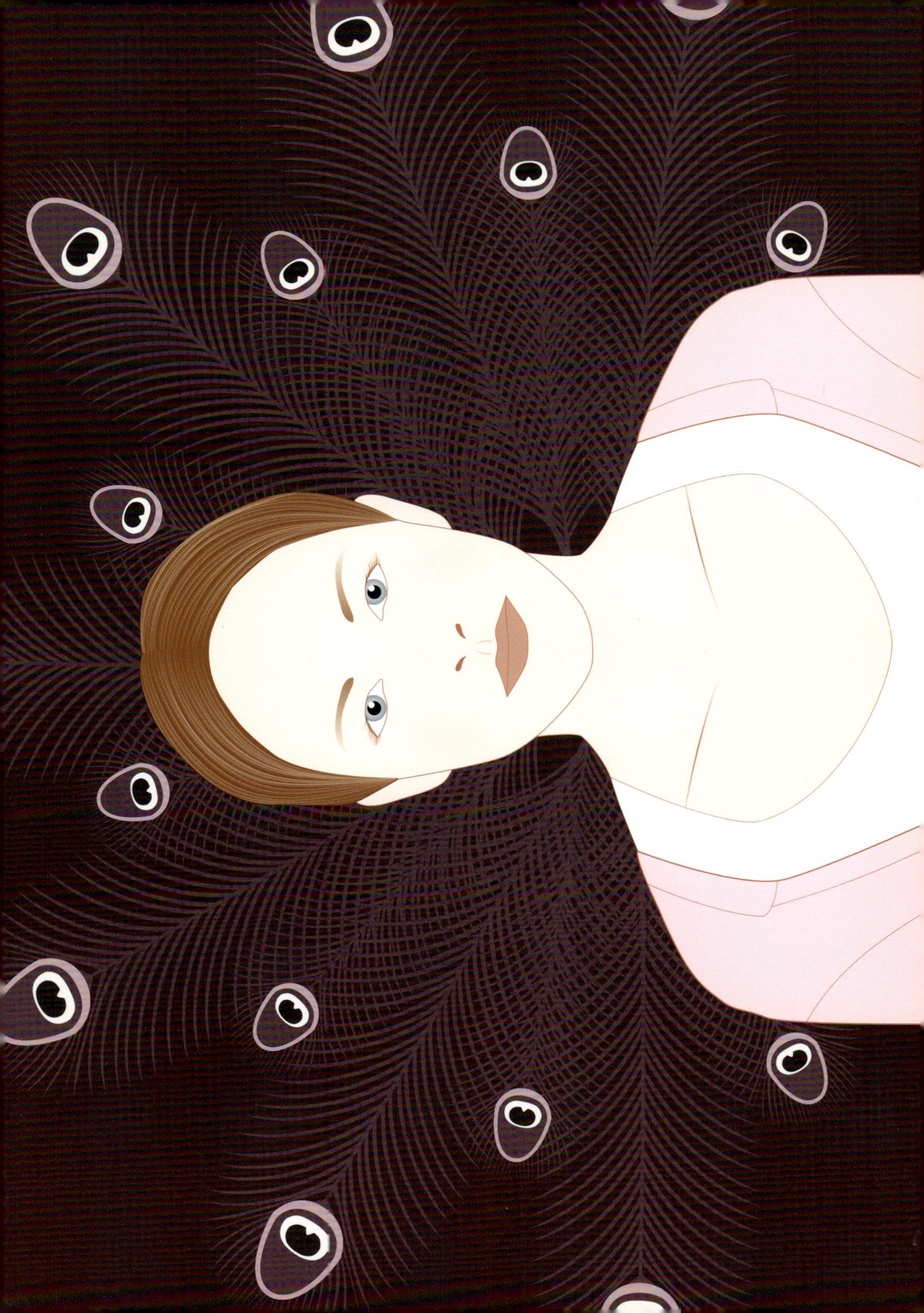

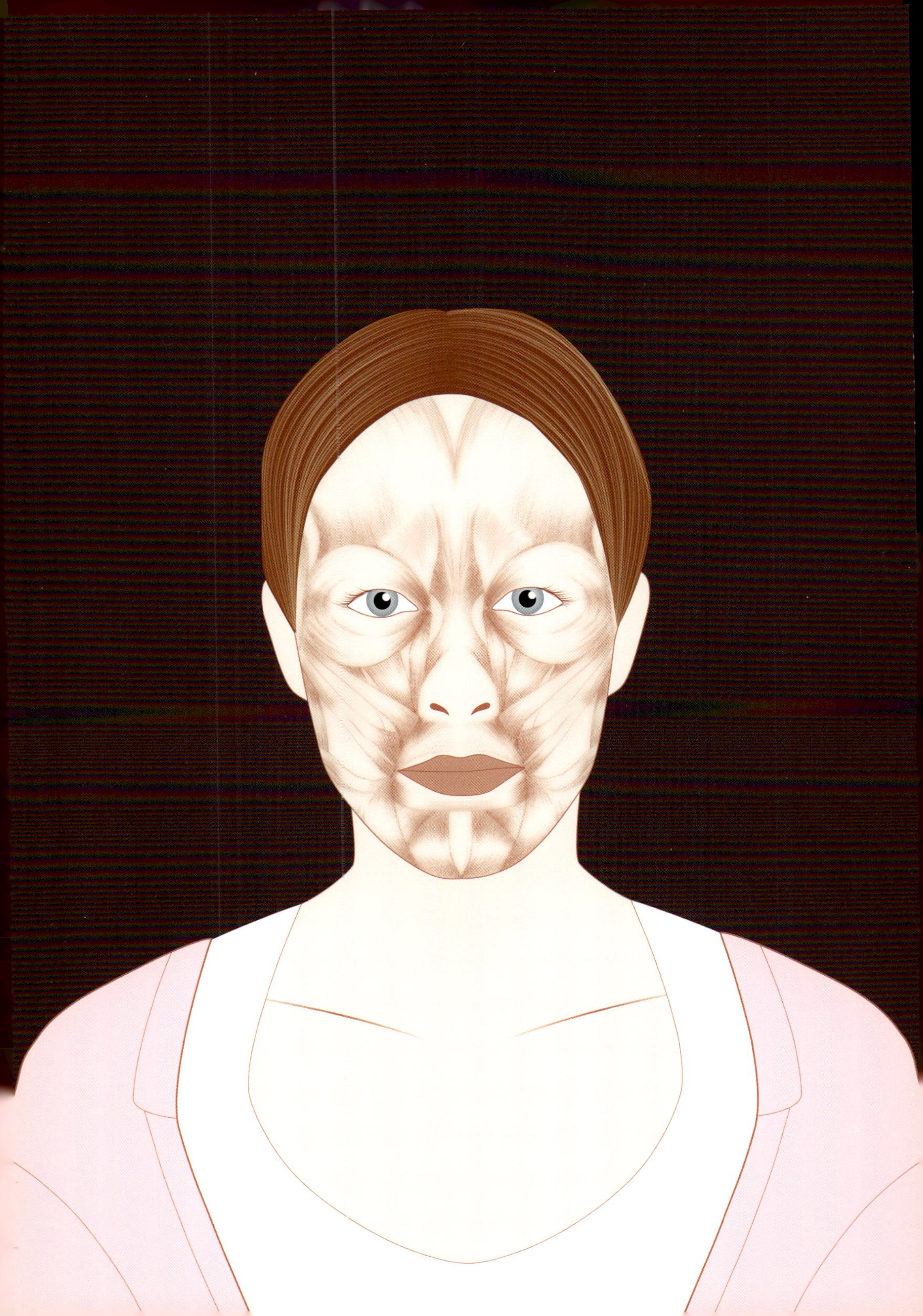

www.ute-finfera.de

Literaturverzeichnis

„Das schöne Gesicht", Helen Hede, Knorr und Hirth Verlag
„Fitness-Training fürs Gesicht", Hike Höfler, Trias Verlag
„New faceforming", Benita Cantieni, Südwest-Verlag
„Strahlend schön", Margit Rüdiger, Gondrom
„Gesichtsdiagnose", Vistara H. Haiduk, GU
„Sprechende Gesichter", H.-D. Bach, Bio Ritter Ratgeber
„Anatomie", Kaiser-Verlag
„Tao Yoga des Heilens", Mantak Chia, Anasata

Natürlich ich.

3

ÜBUNG 3

WONNEBÄCKCHEN

So geht's:

Schließen Sie die Lippen und ziehen Sie sie zu einem breiten Grinsen. Schieben Sie die Wangen nach oben. Die Lippen können sich dabei auch leicht öffnen.

Sie können bei dieser Übung, bevor Sie in die Anspannung gehen, ihre Hände oder Finger an die Schläfen legen. Dies verhindert, dass sich die Krähenfüße bei der Übung vertiefen.

Vorstellung: Ihre Wangen sind mit frischen, prallen Äpfeln gefüllt.
Affirmation: Ich strahle vor Wonne und Glück!

Diese Übung hilft...

Krähenfüße zu glätten, die Wangenmuskulatur zu straffen, die sogenannten Wonnebäckchen aufzubauen. Sie macht ihr Gesicht jung und sympathisch.

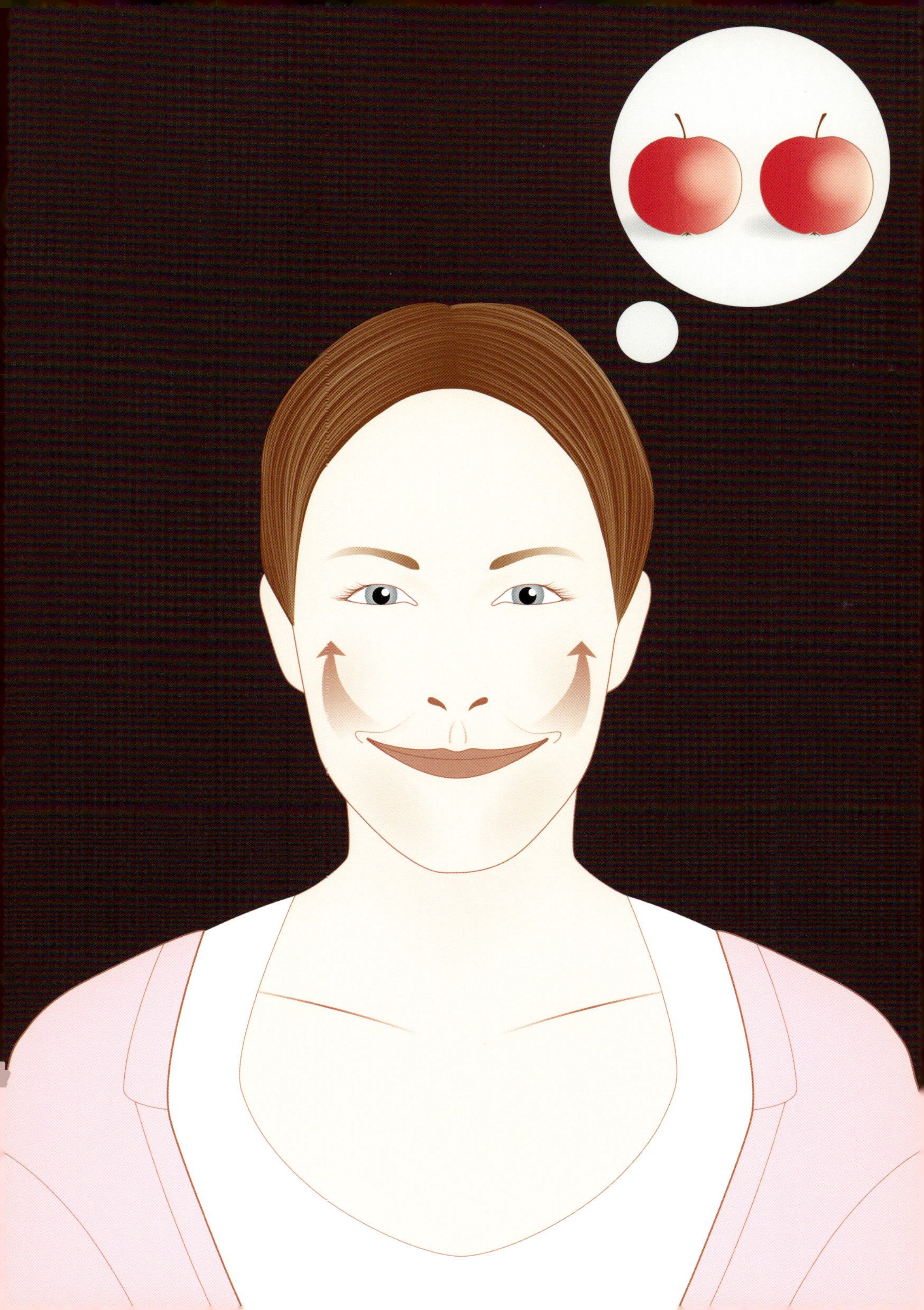

2

ÜBUNG 2 . VARIATION B

UNTERLIDERSTRAFFUNG

So geht's:

Halten Sie die Grundposition von Übung 2.
Ziehen Sie zusätzlich Ober- und Unterlider zusammen.

Auch hier werden Sie nicht sofort gute Ergebnisse erzielen, da diese Partie sehr empfindlich ist.

Affirmation: Meine Unterlider straffen sich und heben mein Gesicht!

Diese Übung hilft...

die unteren Augenlider zu festigen, Tränensäckchen zu bekämpfen, die Augen zu vergrößern.

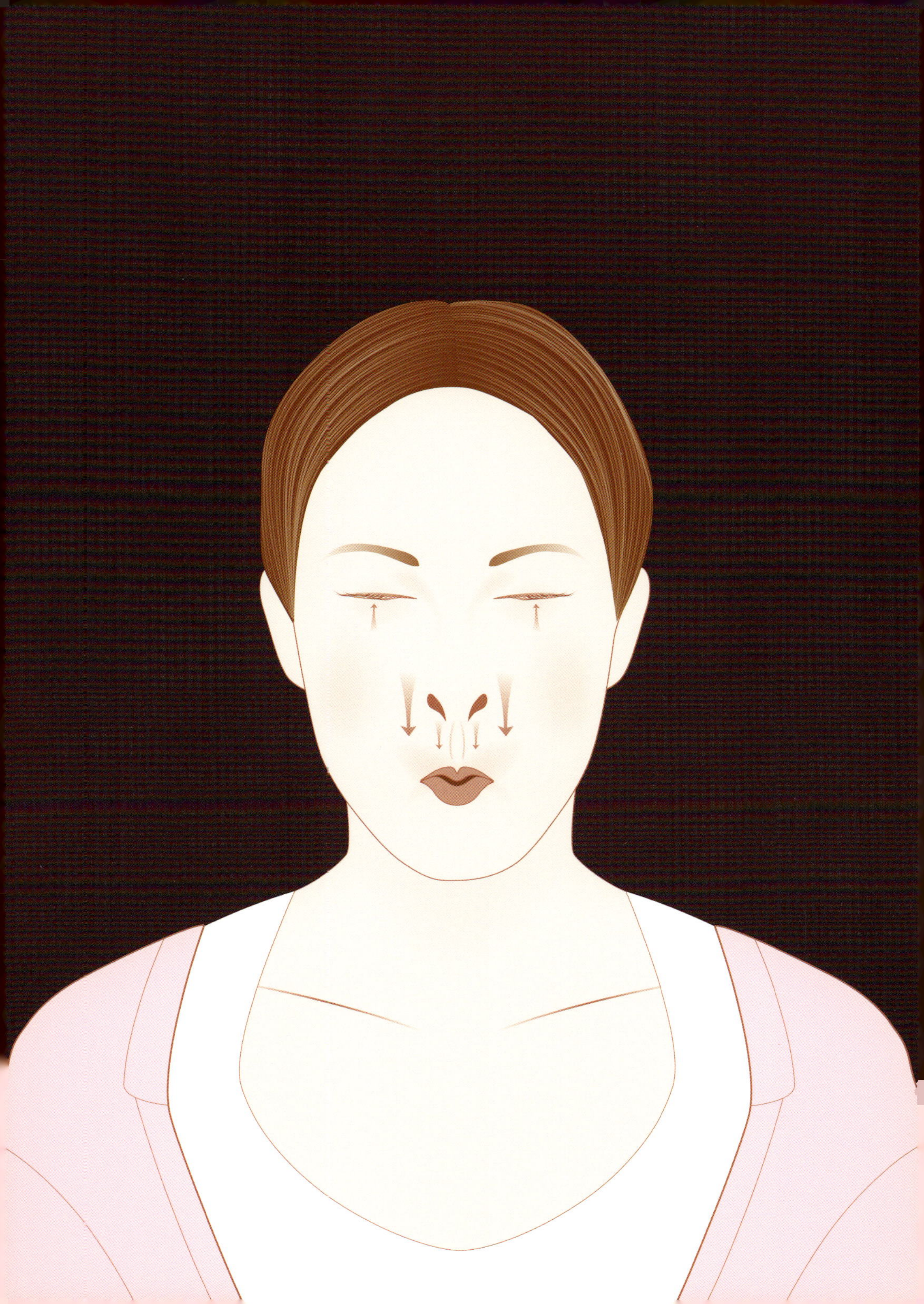

2

ÜBUNG 2 . VARIATION A

OBERLIDERSTRAFFUNG

So geht's:

Halten Sie die Grundposition von Übung 2.
Ziehen Sie zusätzlich die Augenbrauen in die Höhe.

Hier ist etwas Geduld gefragt. Langes Üben bringt gute Erfolge.

Affirmation: Meine Augen öffnen sich mehr und mehr und fangen an zu leuchten!

Diese Übung hilft...

schlaffe, überhängende Augenlider zu straffen, die Augen zu vergrößern.

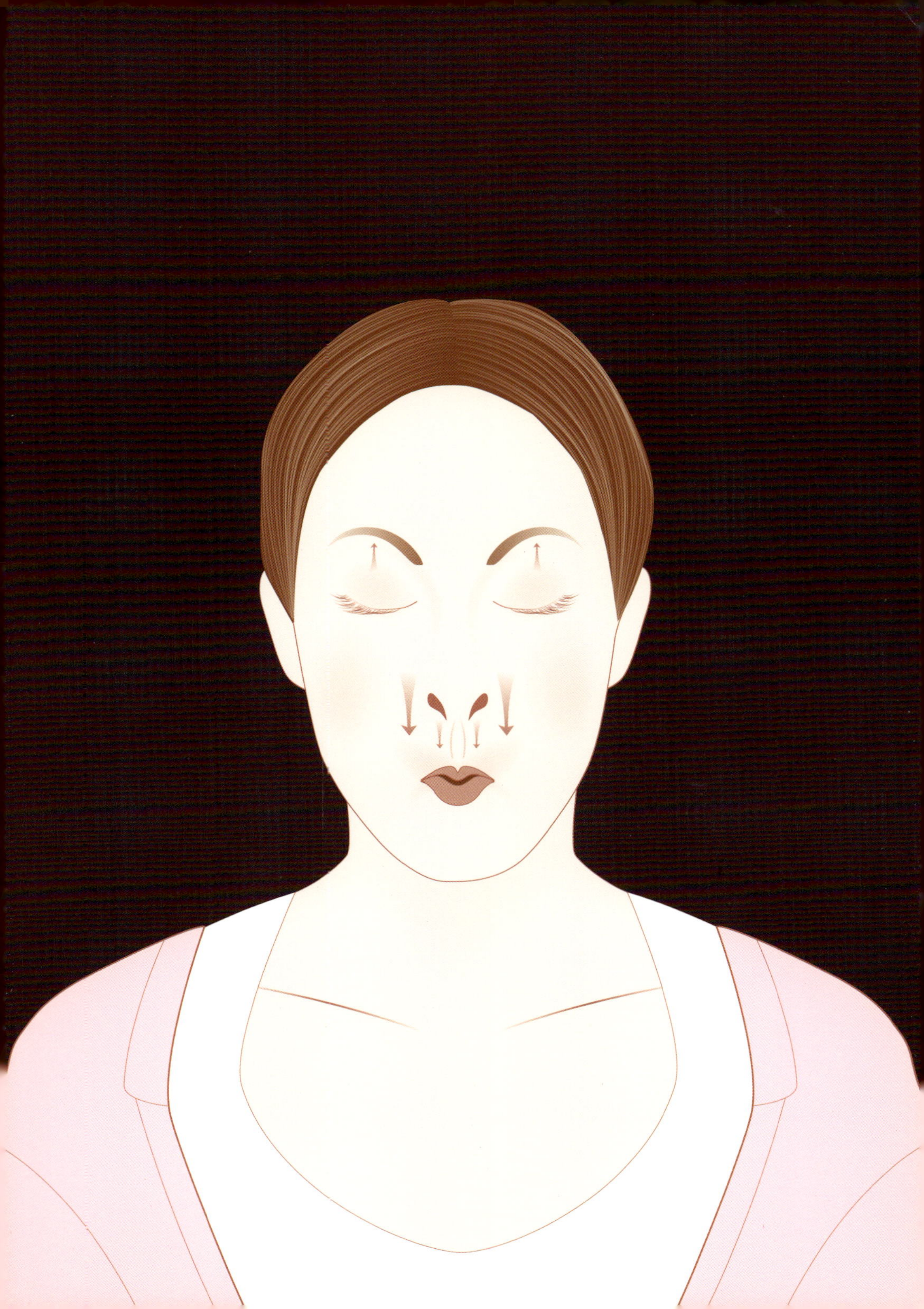